MEDITAÇÃO CAMINHADA ACTIVA PARA INICIANTES

ELIMINA A ANSIEDADE, AUMENTA A SUA AUTO-ESTIMA, MELHORA O SEU RELAXAMENTO ANTES DE IR DORMIR, ABUNDÂNCIA ESPIRITUAL

Jorge O. Chiesa

Tabela de Conteúdos

Introdução: Meditação ao caminhar

Neste método de meditação, você será capaz de adquirir não apenas o conhecimento básico da meditação ambulante, mas um poder extremo para elevar-se a si mesmo e à sua experiência interior e sentir-se além da tradição e definição.

A meditação ambulante é geralmente entendida como uma forma de aliviar o stress nas pernas. Embora tenha este efeito, não é o único significado de kinhin.

Quando sentadas, as pernas podem ficar dormentes ou "adormecer". Isto não significa que a circulação seja má, mas sim o contrário. Há um velho ditado em Zen: *"Um fogo que começa nos dedos dos pés e consome todo o teu corpo"*, este é o significado desta dormência. A coisa mais pequena - até mesmo as pernas que adormecem - é um tópico de pesquisa em nosso treinamento Zen.

Uma velha pergunta diz: *"Você pode tornar seu corpo tão macio quanto o de um bebê?* Quando suas pernas e pés estão dormentes, você vai notar que seus tornozelos geralmente são flexíveis. Uma vez, quando eu estava tendo um Dokusan particular com meu mestre Zen, o falecido Reverendo Dr. Soyu Matsuoka-roshi, Arcebispo da Soto Zen América do Norte, que consistia de duas sessões normais de uma hora com Kinhin e sem conversa - ambas as pernas tinham ficado completamente dormidas para o gongo final. Quando me agachei, ambos os pés estavam a zumbir nas minhas meias. Enquanto eu andava em direção ao altar, os dedos do pé direito rastejaram sobre o tapete, e se inclinaram até onde eu estava parcialmente parado no topo do meu pé. Eu quase caí! O Sensei apanhou-me. O meu pé acordou, mas não doeu.

Kinhin é a extensão da quietude do zazen na ação de caminhar. Em sua mente, você deve se esforçar para eliminar qualquer distinção entre os dois - eles são mais parecidos do que diferentes.

Há um famoso ditado Zen, "Silêncio em Acção - Silêncio em Acção". Temos a caligrafia do falecido Reverendo Dr. Soyu Matsuoka-roshi desta expressão. Também diz, "Silêncio é Trovão - Mokurai." Este é o significado mais essencial da meditação caminhada - que traz o poder da meditação para o ato diário de caminhar.

Ele também simboliza o fato de que o Buda anda ao redor da árvore bodhi após o seu Iluminismo. Assim, também representa o seu "vagar pelo mundo da iluminação", nas palavras de Dogen-Zenji, o fundador do Budismo Soto Zen, pela primeira vez.

Como meditar enquanto anda?

O lugar onde o Senhor Buda fez meditação caminhando em Bodhgaya depois de sua Iluminação ainda existe até hoje. O seu caminho tinha dezassete passos de comprimento. Hoje em dia, os Monges da Floresta tendem a fazer seus caminhos de meditação muito mais longos - até trinta passos de comprimento. O principiante pode encontrar trinta passos a mais porque a sua atenção ainda não se desenvolveu. Quando você chega ao fim da estrada, sua mente pode ter estado "ao redor do mundo e de volta". Lembre-se, andar é uma postura estimulante, e inicialmente a mente tende a vagar muito. Normalmente é melhor para iniciantes começar com um caminho mais curto; quinze passos seria um bom comprimento.

Se você fizer uma meditação ao ar livre,

procure um lugar isolado onde você não será distraído ou perturbado. É bom encontrar um trilho ligeiramente fechado. Pode ser uma distração caminhar em uma área aberta onde há uma vista, pois a mente pode ser atraída pela paisagem. Se o caminho está fechado, tende a conduzir a mente para dentro, para si mesmo e para a paz. Um espaço fechado é especialmente adequado para personalidades especulativas que gostam de pensar muito; ajuda a acalmar as suas mentes.

> ### *Preparar o corpo e a mente*

Uma vez que você tenha escolhido um caminho adequado, fique em uma extremidade. Levanta-te direito. Põe a tua mão direita à esquerda à tua frente. Não andes com as mãos atrás das costas. Um professor de meditação que visitou o mosteiro onde eu estava hospedado comentou uma vez quando viu um dos convidados andando para cima e para baixo com as mãos atrás das costas: "Ele não está andando em meditação; ele está indo para um passeio. Ao colocar suas mãos na frente de você, você cria uma determinação clara de focar a mente na meditação ambulante, para diferenciá-la da meditação ambulante. ‖

A prática é a primeira a desenvolver samādhi, uma palavra Pali que significa focar a mente, desenvolver a mente para um - visando graus graduais de atenção e concentração. Para focar a mente, é preciso ser diligente e determinado. Isto requer um grau de compostura física e mental. Começas por te recompor segurando as mãos à tua frente. Compor o corpo ajuda a compor a mente. Tendo assim composto o corpo, deve-se então permanecer imóvel e trazer consciência e atenção para o corpo. Então levantem as mãos juntas em anjali, um gesto de respeito, e com os olhos fechados reflitam por alguns minutos sobre as qualidades do Buda, do Dhamma e do Saṅgha.

Eis que você se refugiou no Buda, o sábio, aquele que conhece e vê, o despertado, o plenamente iluminado. Reflita em seu coração sobre as qualidades de Buda por alguns minutos. Então lembre-se do Dhamma - A Verdade que você se esforça para realizar no caminho da meditação ambulante.

Finalmente, leve à mente Saṅgha, especialmente aqueles totalmente Iluminados que perceberam a Verdade através do cultivo da meditação.

Em seguida, coloque as mãos para baixo na sua frente e faça uma determinação mental de quanto tempo você vai "meditar andando", seja meia hora, uma hora ou mais. Não importa quanto tempo decidas andar, mantém-te fiel a ele. Dessa forma, você está nutrindo a mente nesse estágio inicial de meditação com entusiasmo, inspiração e confiança.

Os grandes benefícios da meditação ativa

O Buda falou dos cinco benefícios da meditação ambulante. Na ordem em que você os listou neste Sutta, eles são os seguintes: meditação caminhada desenvolve resistência para caminhar longas distâncias; é bom para se esforçar; é saudável; é bom para a digestão após uma refeição; e a concentração obtida com a meditação caminhada dura muito tempo.

O primeiro benefício de caminhar meditação é que ela leva à resistência em distâncias a pé. Isto era particularmente importante na época do Buda, quando a maioria das pessoas viajava a pé. O mesmo Buda ia regularmente de lugar em lugar, caminhando até dezesseis quilômetros por dia. Então, ele recomendou que a meditação de caminhada seja usada como uma forma de desenvolver a aptidão física e resistência para caminhadas de longa distância. Os monges da floresta estes dias ainda estão vagando, em tailandês é chamado de tudong. Eles pegam suas tigelas e túnicas e caminham, procurando lugares isolados para meditar. Na preparação para o vaguear, você aumenta progressivamente a quantidade de meditação à medida que caminha para desenvolver sua aptidão física e resistência. Aumentar o número de horas de meditação andando um dia para pelo menos cinco ou seis horas.

➢ *O esforço*

O esforço, especialmente para superar a sonolência, é o segundo benefício. Enquanto praticam meditação sentada, os meditadores podem cair em estados de silêncio, mas se estiverem "muito quietos", podem começar a adormecer. Sem atenção e consciência, a meditação, mesmo que seja pacífica, pode tornar-se desastrosa porque foi vencida pela preguiça e pela letargia. Andar em meditação pode contrariar esta tendência.

Ajahn Chah costumava recomendar que uma vez por semana ficássemos acordados a noite toda, sentados e fazendo meditação caminhando a noite toda. Nós tendemos a ficar muito sonolentos em torno de uma ou duas da manhã, então Ajahn Chah recomendou que fizéssemos a meditação caminhando para trás para superar a sonolência. Você não adormece caminhando para trás! Uma vez no Monastério Bodhinyana no Oeste da Austrália, eu saí cedo uma manhã, por volta das cinco da manhã, para fazer alguma meditação caminhada e vi um leigo, que estava hospedado para o Retiro da Chuva no monastério, fazendo meditação caminhando para cima e para baixo ao longo do topo da parede de dois metros de altura em frente ao monastério. Ao fazer um grande esforço para estar atento a cada passo, eu estava superando a sonolência, desenvolvendo um elevado senso de vigilância, esforço e zelo.

➢ *Saúde*

O Buda disse que a meditação ambulante leva à boa saúde. Esta é a terceira vantagem. Todos sabemos que caminhar é considerado uma boa forma de exercício. Hoje, até ouvimos falar de andar a pé. Bem, estamos a falar de "meditação de poder", desenvolvendo a meditação ambulante como um exercício físico e mental. Mas para obter ambos os benefícios, temos de aumentar a consciência do processo de andar, em vez de simplesmente andar e deixar a mente ir embora pensando em outras coisas.

➢ *Digestão*

O quarto benefício da meditação ambulante é que ela é boa para a digestão. Isto é particularmente importante para os monges que comem uma refeição por dia. Depois de uma refeição, o sangue vai para o estômago e para longe do cérebro. Para que se possa sentir sonolento. Os monges da floresta enfatizam que depois de uma refeição você tem que fazer algumas horas de caminhada meditativa, porque andar para cima e para baixo ajuda na digestão. Para os leigos meditadores também, se você teve uma refeição pesada, em vez de ir para a cama, saia e faça uma hora de meditação caminhada. Ajudará com o bem-estar físico e proporcionará uma oportunidade para cultivar a mente.

➢ *Concentração*

O quinto benefício importante da meditação ambulante é que a concentração que surge da meditação ambulante é mantida por um longo tempo. A postura de caminhar é uma postura meditativa relativamente grosseira ou complexa em relação à postura sentada. Enquanto sentado, é fácil manter a postura. Nossos olhos estão fechados, por isso não há estímulos sensoriais visuais, e não estamos envolvidos em nenhum movimento corporal.

Portanto, sentar-se, comparado a caminhar, é uma postura mais simples em termos das atividades envolvidas. O mesmo se aplica a ficar de pé e deitado, porque não há movimento. Se uma pessoa desenvolveu concentração apenas na postura sentada, quando se sobe a partir dessa posição e começa com movimentos do corpo, como caminhar, é mais difícil manter esse estado de concentração. Isto porque se está a passar de um estado refinado para um estado mais grosseiro. À medida que caminhamos, há muito mais informação sensorial.

Estamos a olhar para onde vamos, portanto, há uma entrada visual. Há também uma contribuição sensorial do movimento corporal. Portanto, se pudermos concentrar a mente enquanto caminhamos e recebemos todos esses estímulos sensoriais, então quando mudamos dessa postura para uma mais simples, a concentração torna-se mais fácil de manter. Ou seja, quando nos sentamos, a força da mente e o poder dessa concentração são facilmente transmitidos para essa postura. Portanto, a meditação ambulante pode ajudar a desenvolver a força e a clareza da mente, e uma concentração que pode levar a outras posturas de meditação menos ativas.

Meditação ambulante...

A maioria das pessoas no Ocidente associa meditação com sentar-se em silêncio. Mas os ensinamentos budistas tradicionais identificam quatro posturas de meditação: sentar, caminhar, ficar de pé e deitado. Todos os quatro são meios válidos para cultivar uma consciência clara e clara do momento presente. A postura de meditação mais comum depois de se sentar é caminhar. Em centros de meditação e mosteiros, salões internos e caminhos ao ar livre são frequentemente construídos para a meditação caminhada. Em retiros de meditação, a meditação caminhada regular é parte integrante do programa. Na prática fora dos retiros, algumas pessoas incluirão caminhar como parte de sua prática diária de meditação, por exemplo, dez ou vinte minutos de caminhar antes de sentar-se, ou caminhar meditando ao invés de sentar-se.

Andar em meditação traz uma série de benefícios, além de cultivar a atenção. Pode ser uma forma útil de aumentar a concentração, talvez para apoiar a prática da sessão. Quando estamos cansados ou preguiçosos, caminhar pode ser revigorante. As sensações de andar podem ser mais convincentes do que as sensações mais subtis de respirar sentado. Caminhar pode ser muito útil após uma refeição, acordar do sono ou após um longo período de meditação sentada. Em tempos de emoções fortes ou estresse, caminhar meditando pode ser mais relaxante do que sentar-se. Um benefício adicional é que, quando feito por períodos prolongados, a meditação ambulante pode aumentar a força e a resistência. As pessoas têm uma variedade de atitudes em relação à meditação ambulante. Algumas pessoas levam-no com facilidade e acham-no um prazer. Para muitos outros, a apreciação desta forma de meditação leva algum tempo; é um "gosto adquirido". No entanto, outros vêem os seus benefícios e fazem meditação ambulante mesmo que não gostem muito.

Para fazer meditação formal durante a caminhada, encontre uma trilha de aproximadamente 30 a 40 pés de comprimento, e simplesmente caminhe de lado a lado. Quando chegar ao fim do seu caminho, pare completamente, vire-se, pare novamente e comece de novo. Mantenha os olhos para baixo sem olhar para nada em particular. Algumas pessoas acham útil manter as pálpebras meio fechadas. Nós ficamos estressados ao andar de um lado para o outro em um único caminho em vez de vaguear, porque de outra forma parte da mente teria que negociar o caminho. É preciso algum esforço mental para, digamos, evitar uma cadeira ou caminhar sobre uma rocha. Quando você anda de um lado ao outro, você logo sabe a rota e a parte da mente que resolve problemas pode ser colocada para descansar.

Andar em um círculo é uma técnica que às vezes é usada, mas a desvantagem é que a continuidade de um círculo pode esconder uma mente errante. Andando para trás e para a frente, a pequena interrupção quando você pára no final do seu caminho pode ajudar a chamar a sua atenção se você vagou. Enquanto caminha de um lado para o outro, encontre um ritmo que lhe dê uma sensação de facilidade. Normalmente aconselho andar mais devagar do que o normal, mas o ritmo pode variar. A marcha rápida pode trazer uma maior sensação de facilidade quando você está agitado. Ou uma caminhada rápida pode ser apropriada quando se está com sono. Quando a mente está calma e alerta, caminhar devagar pode parecer mais natural. Sua velocidade pode mudar durante um período de meditação ambulante.

Veja se consegue sentir o ritmo que o

mantém mais íntimo e atento à experiência física de caminhar. Depois de ter encontrado um ritmo de tranquilidade, deixe a sua atenção assentar no corpo. Às vezes acho relaxante pensar em deixar o meu corpo levar-me a passear. Quando se sentir ligado ao seu corpo, deixe a sua atenção assentar nos seus pés e pernas. Na meditação sentada, é comum usar as sensações alternadas de inalação e expiração como uma "âncora" que nos mantém no presente. Na meditação ambulante, o foco está no passo alternativo dos pés.

Com a sua atenção nas pernas e nos pés, sinta as sensações de cada passo. Sinta as pernas e os pés tensos enquanto levanta a perna. Sinta o movimento da sua perna enquanto ela balança no ar. Sinta o contacto do pé com o chão. Não existe tal coisa como uma experiência "certa". Só tens de ver como te sentes com a experiência. Toda vez que você percebe que a mente vagueou, devolva-a às sensações dos pés andantes. Ter uma idéia do ritmo dos passos pode ajudar a manter a continuidade da consciência.

Como uma ajuda para permanecer presente, você pode usar uma etiqueta mental silenciosa para seus passos enquanto caminha. A etiqueta pode ser "passo, passo" ou "esquerda, direita". A rotulagem ocupa a mente pensante com uma forma rudimentar de pensamento, por isso é menos provável que a mente se afaste. A rotulagem também aponta a mente para o que você quer observar. Reparar no "passo" ajuda-nos a reparar nos nossos pés.

Se depois de um tempo você perceber que está dizendo "direita" para o pé esquerdo e "esquerda" para o pé direito, você sabe que sua atenção foi perdida. Ao andar mais devagar, você pode tentar dividir cada passo em fases e usar as etiquetas tradicionais de "levantar, colocar". Para andar muito devagar, você pode usar as etiquetas de "levantar, mover e colocar".

Tente dedicar a sua atenção às sensações de andar e solte tudo o resto. Se surgirem emoções ou pensamentos poderosos que desviem a sua atenção das sensações de andar, é muitas vezes útil parar de andar e atendê-los. Quando não forem mais convincentes, você pode voltar à meditação ambulante. Você também pode encontrar algo bonito ou interessante que chama sua atenção enquanto você caminha. Se não consegues largar, pára de andar e faz a meditação de "procurar". Continue a andar quando terminar de procurar.

Algumas pessoas acham que suas mentes são mais ativas ou distraem ao andar do que ao sentar-se para meditar. Isto pode ser porque a marcha é mais ativa e os olhos estão abertos. Se assim for, não desanime e não pense que andar é menos útil. Na verdade, pode ser mais útil aprender a praticar com sua mente mais cotidiana. Você pode treinar sua mente para estar presente toda vez que andar. Algumas pessoas escolhem atividades específicas em suas rotinas diárias para praticar meditação em caminhada, como caminhar por um corredor em casa ou no trabalho, ou do carro para o local de trabalho.

Em nossas vidas diárias, passamos mais tempo caminhando do que sentados calmamente com os olhos fechados. Andar em meditação pode servir como uma ponte poderosa entre a prática da meditação e a vida diária, ajudando-nos a estar mais presentes, atentos e concentrados em atividades comuns. Pode reconectar-nos à simplicidade do ser e à vigília que dele deriva.

Os objetos de meditação

O Buda ensinou quarenta diferentes objetos de meditação, muitos dos quais podem ser usados no caminho. No entanto, alguns são mais adequados do que outros. Discutirei aqui alguns desses objetos de meditação, começando por aqueles que são mais freqüentemente usados.

O primeiro método é a consciência da postura ao andar. Enquanto caminha, preste total atenção às solas dos pés, às sensações e sentimentos que surgem e desaparecem. Enquanto caminhas, o sentimento vai mudar. À medida que o pé se levanta e volta a entrar em contacto com o caminho, surge um novo sentimento. Esteja atento a esta sensação na planta do seu pé. Novamente, à medida que o pé sobe, observe mentalmente a nova sensação à medida que ela surge. Quando você levantar cada pé e colocá-lo para baixo, saiba as sensações que você sente. A cada novo passo, certos novos sentimentos são vivenciados e os antigos deixam de existir. Estes devem ser conhecidos com cuidado. A cada passo há um novo sentimento experimentado: sentimento que surge, sentimento que desaparece; sentimento que surge, sentimento que desaparece.

Com este método, prestamos atenção à sensação de caminhar em si, a cada passo que damos, no site vedanā (sensações agradáveis, desagradáveis ou neutras). Estamos cientes de qualquer tipo de vedanā que surge nas solas dos pés. Quando nos levantamos, há uma sensação, uma sensação, uma sensação, de contato com o solo. Este contacto pode causar dor, calor ou outras sensações. Colocamos a nossa atenção atenta nestes sentimentos, conhecendo-os completamente. Ao levantar o pé para dar um passo, a sensação muda assim que o pé perde o contacto com o solo. Quando colocamos o pé no chão, novamente surge uma nova sensação quando o pé entra em contato com o chão. À medida que caminhamos, os sentimentos mudam constantemente e voltam a surgir. Observamos de perto como isso surge e desaparece quando as plantas dos pés sobem ou tocam o chão. Desta forma, mantemos toda a nossa atenção apenas nas sensações que surgem ao caminhar.

Você já notou antes das sensações nos seus pés enquanto caminhava? Elas acontecem sempre que caminhamos, mas tendemos a não notar essas coisas sutis na vida. Quando caminhamos, nossas mentes tendem a estar em outro lugar. Andar em meditação é uma maneira de simplificar o que estamos fazendo quando o fazemos. Estamos trazendo a mente para o "aqui e agora", sendo "um com a caminhada para andar". Estamos simplificando tudo, acalmando a mente simplesmente conhecendo o sentimento como ele vem e vai.

É importante lembrar que quando você anda você tem que manter seus olhos para baixo um metro e meio à frente. Não olhes à tua volta distraído com isto ou aquilo. Mantenha a consciência da sensação nas solas dos pés e, desta forma, desenvolva uma atenção focada e um conhecimento claro da caminhada. Quão rápido você deve andar? Ajahn Chah recomendou caminhar naturalmente, não muito lento ou muito rápido. Se você anda rápido, você pode achar muito difícil se concentrar na sensação de que a sensação vai e vem. Talvez tenhas de abrandar. Por outro lado, algumas pessoas podem precisar de acelerar. Tens de encontrar o teu próprio ritmo, o que funcionar contigo. Você pode começar lentamente no início e depois gradualmente atingir seu ritmo normal de caminhada.

Se a sua atenção é fraca (o que significa que a sua mente vagueia muito), então ande muito devagar até poder permanecer no momento presente de cada passo. Comece por estabelecer a atenção no início da estrada. Quando você entra no meio da estrada, e depois se pergunta mentalmente: "Onde está minha mente? Está na sensação nas plantas dos meus pés? Conheço o contato aqui e agora, neste momento?" Se a mente se afastou, então retorne-a às sensações nos pés novamente e continue caminhando. Quando chegar ao fim da estrada, vire-se lentamente e recupere sua atenção. Onde está a mente? Ela se afastou? Conhece a sensação nas solas dos pés? A mente tende a vagar para outros lugares perseguindo pensamentos de: ansiedade, medo, felicidade, tristeza, preocupações, dúvidas, prazeres, frustrações e todos os outros pensamentos que possam surgir. Se a atenção para o objeto de meditação não está presente, ele restaura a mente no simples ato de andar, e então começa a andar de volta para o outro lado do caminho.

Quando você chegar ao meio da estrada, anote novamente: "Agora estou no meio da estrada" e verifique se a mente está com o objeto. Depois, quando chegares ao fim da estrada, escreve mentalmente "Onde está a mente?". Desta forma, você caminha para frente e para trás consciente dos sentimentos que vêm e vão. Enquanto caminha, restabeleça constantemente a sua atenção, atraindo a mente para trás, atraindo-a para dentro, tornando-a consciente, conhecendo o sentimento em cada momento à medida que vai e vem.

Quando estiver de olho nas sensações e sentimentos das solas dos seus pés, verá que a mente está menos distraída. A mente se torna menos inclinada a sair para as coisas que estão acontecendo ao seu redor. Acalma-te mais. A mente fica calma quando se instala. Uma vez que a mente está calma e calma, então você vai achar que caminhar se torna uma atividade muito grosseira para esta qualidade de mente. Só vais querer ficar quieto. Então pare e pare para permitir que a mente experimente esta calma e tranquilidade.

Andar implica a vontade mental de se mover, e sua mente pode estar muito concentrada no objeto de meditação para se mover. Continua a praticar. A meditação tem a ver com o trabalho da mente, não com uma postura particular. A postura física é apenas um meio conveniente para melhorar o trabalho da mente. Esta calma e tranquilidade é conhecida como passaddhi; é um dos fatores do Iluminismo. Concentração e tranqüilidade trabalham juntas com atenção; combinadas com fatores de energia, pesquisa Dhamma, alegria e equanimidade, elas formam os "Sete Fatores de Iluminação". Quando em meditação a mente está calma, então, devido a essa calma, uma sensação de alegria, êxtase e felicidade surgirá. O Buda disse que a alegria da paz é a maior felicidade. Uma mente concentrada experimenta essa paz, e essa paz pode ser experimentada em nossas vidas. Tendo desenvolvido a prática de caminhar meditação em um contexto formal, então, quando caminhamos em nossas vidas diárias indo para as tendas, andando de uma sala para outra, podemos usar essa atividade de caminhar como meditação. Podemos estar conscientes simplesmente caminhando, simplesmente estando nesse processo. As nossas mentes podem estar calmas e em paz. Esta é uma forma de desenvolver a concentração e a tranquilidade na nossa vida diária.

Se ao fazer meditação sentada, a mente é tranquilizada com um certo objeto de meditação, então você pode usar esse mesmo objeto em meditação ambulante. No entanto, com alguns objetos sutis de meditação, como a respiração, a mente deve ter alcançado um certo grau de estabilidade nessa primeira calma. Se a mente ainda não estiver calma e você começar a andar meditando focalizando a atenção na respiração, será difícil, pois a respiração é um objeto muito sutil. Geralmente é melhor começar com um objeto mais grosseiro de meditação, como sensações de sentimentos que surgem nos pés. Há muitos objetos de meditação que se transferem bem da postura de sentar para a de caminhar: por exemplo, os Quatro da Morada Divina: Bondade Amorosa, Compaixão, Alegria Apreciativa e Equidade.

À medida que você avança, você desenvolve pensamentos expansivos baseados na bondade amorosa: "Que todos os seres sejam felizes, que todos os seres estejam em paz, que todos os seres sejam livres de todo sofrimento. Você pode usar a postura de caminhar como um complemento para sentar-se, desenvolvendo meditação sobre o mesmo objeto, mas em uma postura diferente.

Conclusão: Escolhendo um mantra

Se, ao caminhar em meditação, você achar que está adormecendo, ative a mente, ao invés de acalmá-la, com um mantra para torná-la mais focada e desperta. Use um mantra como Buddho, repetindo a palavra calmamente repetidamente. Se a mente ainda vagueia, então ele começa a dizer Buddho muito rapidamente, e anda para cima e para baixo muito rápido. Enquanto caminham, recitam Buddho, Buddho, Buddho, Buddho, Buddho. Desta forma, a sua mente pode concentrar-se muito rapidamente. Deixa-me contar-te uma história que ilustra a eficácia de um mantra. Quando Tan Ajahn Mun, o famoso mestre de meditação florestal, vivia no norte da Tailândia, as tribos das montanhas da região não sabiam nada sobre os monges de meditação. No entanto, as pessoas da tribo das colinas são muito curiosas. Quando o viram andar para cima e para baixo no seu caminho, seguiram-no na fila. Quando ele se virou no fim da estrada, a cidade inteira estava ali parada.

Eles tinham percebido que ele estava andando de um lado para o outro com os olhos para baixo e tinham assumido que ele estava procurando algo. Perguntaram: "O que procuras, Venerável Senhor? Podemos ajudar-te a encontrá-lo?" Ele respondeu habilmente: "Eu procuro Buda, o Buda do coração. Podes ajudar-me a encontrá-lo andando pelos teus próprios caminhos à procura do Buda. Com esta instrução simples e bonita, muitos desses aldeões começaram a meditar, e Tan Ajahn Mun disse que obtiveram resultados maravilhosos.

➤ *Contemplação da forma como as coisas são*

A pesquisa Dhamma é um dos Factores

de Iluminação. Contemplar os ensinamentos e as leis da natureza pode ser empregado ao percorrer o caminho da meditação. Isto não significa que se pense ou especule ao acaso. Pelo contrário, é a constante reflexão e contemplação da Verdade, o Dhamma.

➢ *Investigação de impermanência*

Por exemplo, pode-se contemplar a Impermanência observando o processo de mudança, e vendo como todas as coisas estão sujeitas a mudanças. Desenvolve-se uma percepção clara da emergência e morte de toda a experiência. A "vida" é um processo contínuo de surgir e morrer, e toda a experiência condicionada está sujeita a esta lei da natureza. Ao contemplar esta Verdade, vê-se as características da existência. Vê-se que todas as coisas estão sujeitas a mudanças. Todas as coisas são insatisfatórias. Todas as coisas não são o "eu". Pode-se investigar essas características fundamentais da natureza no caminho da meditação ambulante.

➢ *Generosidade e virtude*

O Buda enfatizou continuamente a importância da generosidade e virtude. No caminho, pode-se refletir sobre a própria virtude ou sobre atos de generosidade. Anda para cima e para baixo e pergunta-te: "Hoje, que actos de bondade fiz eu?"

Um professor de meditação que conheci comentou com frequência que uma das razões pelas quais os meditadores não podem estar calmos é porque não fizeram o suficiente durante o dia. A bondade é uma almofada para a tranquilidade, uma base para a paz. Se tivermos feito atos de bondade durante o dia - tendo dito uma palavra gentil, feito uma boa ação, sido generosos ou compassivos - então a mente experimentará alegria e êxtase. Esses atos de bondade, e a felicidade deles derivada, se tornarão os fatores condicionantes para a concentração e a paz. Os poderes de bondade e generosidade levam à felicidade e é essa felicidade saudável que forma a base para a concentração e a sabedoria.

A lembrança de boas obras é um assunto muito apropriado de meditação quando a mente está inquieta, agitada, irritada ou frustrada. Se a mente não tem paz, então lembra-te das tuas acções passadas. Isto não é para o propósito de construir o seu ego, mas para o reconhecimento do poder da bondade e da saúde. Atos de bondade, virtude e generosidade trazem alegria à mente, e alegria é um Fator Iluminador.

Lembre-se dos atos de generosidade; reflita sobre os benefícios de dar; lembre-se da sua própria virtude; contemple a pureza da inocuidade, a pureza da honestidade, a pureza da correção nas relações sexuais, a pureza da veracidade, a pureza de não confundir a mente evitando intoxicantes; todas essas memórias podem servir como objetos de meditação ao longo do caminho.

Agora sim, desejo-lhe o melhor em seus resultados, e lembre-se, tudo é prático; teoria sem ação não tem utilidade para você.

Um grande abraço, o teu amigo Jorge!

A propósito, quando você alcançar seus resultados pouco a pouco, recomendo-lhe vivamente, se você quiser aprender a melhorar sua espiritualidade pessoal e emocional, meu livro sobre "COMO AUMENTAR SUA ESPIRITUALIDADE EMOCIONAL E PESSOAL", é um livro que certamente lhe ajudará muito no seu caminho de "crescimento pessoal, emocional e espiritual".

Sem mais delongas, você pode encontrá-lo no motor de busca da Amazônia, como: "Como aumentar sua espiritualidade emocional e pessoal" ou procurar meu nome, como: "Jorge O. Chiesa"... Mais uma vez, desejo-lhe sucesso nos seus resultados!

www.ingramcontent.com/pod-product-compliance
Lightning Source LLC
Chambersburg PA
CBHW072024280526
45788CB00007B/2659